CONTENIDO

HOLA MI NOMBRE ES
GASTÓN GONZÁLEZ

Como nutricionista y entrenador personal, encuentro una satisfacción única en mi trabajo. Mi pasión radica en ayudar a las personas a descubrir y adoptar un estilo de vida saludable a través de la alimentación y el ejercicio.

En un mundo lleno de información contradictoria y mitos sobre la nutrición, me esfuerzo por ser un faro de claridad y orientación para mis clientes.

Durante más de dos décadas, he tenido el privilegio de ser un guía en el camino hacia una vida más saludable. Mi enfoque se centra en fomentar una alimentación equilibrada y variada, así como en promover hábitos beneficiosos para la salud.

Mi objetivo principal va más allá de proporcionar simples pautas dietéticas; busco educar y empoderar a mis clientes para que comprendan los fundamentos de la nutrición y cómo estas decisiones influyen en su bienestar general.

Uno de los mayores desafíos a los que me enfrento es la percepción distorsionada que muchas personas tienen sobre las "dietas". Para muchos, esta palabra está asociada con restricciones extremas, hambre constante y una sensación de debilidad. En mi experiencia, esto es completamente erróneo. A lo largo de mi carrera, he presenciado la transformación de cientos de individuos que han desechado la noción de las dietas restrictivas y han abrazado un enfoque más saludable: comer de manera inteligente y consciente.

En lugar de imponer reglas estrictas, promuevo la idea de adoptar un patrón alimenticio que sea sostenible a largo plazo. Se trata de encontrar un equilibrio entre disfrutar de la comida y nutrir el cuerpo con alimentos que lo beneficien.

Es fundamental comprender que la alimentación no se trata simplemente de perder peso, sino de proporcionar al cuerpo los nutrientes necesarios para funcionar óptimamente y mejorar la calidad de vida.

Mi labor va más allá de la simple transmisión de conocimientos nutricionales. Busco transformar la relación que mis clientes tienen con la comida, alentándolos a tomar decisiones conscientes y a apreciar el poder que tiene una nutrición adecuada en su bienestar físico y mental.

En resumen, mi compromiso como profesional de la nutrición y el fitness radica en capacitar a las personas para que tomen el control de su salud. Busco derribar mitos, fomentar un enfoque positivo hacia la alimentación y el ejercicio, y mostrar que llevar un estilo de vida saludable puede ser gratificante y placentero. Porque al final del día, se trata de disfrutar del proceso y alcanzar un equilibrio que perdure a lo largo del tiempo.

INTRODUCTION

¿Qué es el ciclado de carbohidratos?

Los carbohidratos, a veces llamados hidratos de carbono, son un tema candente en la actualidad. Algunos expertos en nutrición comienzan a asociarlos con problemas como la inflamación, la diabetes y la obesidad.

Sin embargo, otros continúan insistiendo en que son una parte esencial de nuestra dieta diaria. Entonces, ¿todos los carbohidratos son malos para ti? ¿Y cuánto carbohidrato deberías consumir todos los días? Aquí es donde el ciclo de carbohidratos puede ayudar.

Los carbohidratos, junto con las grasas y las proteínas, forman los tres macronutrientes. Cuando tu cuerpo digiere los carbohidratos, se descomponen en glucosa, la forma preferida de combustible para el cerebro y el cuerpo. Cuando la glucosa llega al torrente sanguíneo, el páncreas se activa para producir una hormona llamada insulina.

Esta transporta la glucosa desde el torrente sanguíneo hasta la célula, donde se convierte en energía, se almacena en las células de grasa o se almacena como glucógeno. Cuando te embarcas en un régimen de ciclado de carbohidratos, puedes reducir la grasa corporal mientras aumentas la masa muscular.

Es una dieta extremadamente rigurosa, por lo que solo debe utilizarse a corto plazo. Sin embargo, es útil para superar los estancamientos en la pérdida de peso.

El ciclado de carbohidratos se basa en aumentar y disminuir la ingesta de carbohidratos en diferentes días de la semana. Hay días de alto contenido de carbohidratos, días de bajo contenido de carbohidratos, así como días en los que no se consumen carbohidratos en absoluto.

Cuando pruebas el ciclo de carbohidratos, puedes comer carbohidratos si provienen de una fuente saludable. El ciclo permite que el cuerpo utilice la grasa de manera más efectiva como combustible en lugar de quemar tejido muscular y carbohidratos. .

En este libro, examinaremos más de cerca en qué consiste el ciclo de carbohidratos. Analizaremos cómo puedes empezar y cómo determinar si es adecuado para ti. Esto te permitirá tomar una decisión bien informada.

CAPÍTULO 1

Beneficios del ciclado de carbohidratos

Beneficios del ciclado de carbohidratos

El ciclado de carbohidratos no es ideal para todos. Sin embargo, puede resultar una solución útil en las circunstancias adecuadas. Hay dos grupos principales de personas que pueden beneficiarse al probar este régimen alimentario: aquellos que necesitan perder peso y aquellos que desean aumentar su masa muscular mientras mejoran su rendimiento deportivo.

¿Necesito Perder Peso?

Algunos expertos sugieren que el ciclado de carbohidratos es especialmente beneficioso para aquellos que necesitan perder peso. En teoría, esta forma de comer puede ayudarte a mantener tu rendimiento físico. También proporciona muchos de los mismos beneficios ofrecidos por dietas bajas en carbohidratos, como el régimen de Atkins.

Estos tipos de dietas pueden dejar a los que las siguen sintiéndose letárgicos y débiles. Por lo tanto, el ciclado de carbohidratos ofrece una clara ventaja.

Al igual que con cualquier otra dieta, el mecanismo principal para perder peso es mantener un déficit de calorías. Necesitas comer menos alimentos de los que tu cuerpo puede quemar durante un período prolongado.

Cuando adoptas el ciclado de carbohidratos junto con un déficit en la ingesta de calorías, es casi seguro que perderás peso.

Los carbohidratos no son perjudiciales para ti. Sin embargo, el papel de los carbohidratos es suministrar una fuente de energía para que tu cuerpo la queme cuando estás activo.

Si no realizas suficiente actividad física y aún consumes muchos carbohidratos, surgen problemas. Tu cuerpo termina almacenando el exceso como grasa.

Los carbohidratos son una excelente elección cuando estás entrenando intensamente en el gimnasio. Tu cuerpo los quemará rápidamente para producir energía.

Quema carbohidratos en lugar de proteínas, por lo que este nutriente puede estimular el crecimiento muscular.

Si no estás entrenando duro, esos carbohidratos adicionales no se queman rápidamente. Por lo tanto, el cuerpo almacena todo el exceso de glucosa en las células de grasa. Esto resulta en que aumentes de peso o incluso te vuelvas obeso.

Por otro lado, si restringes la ingesta de carbohidratos, tu cuerpo no puede almacenar el exceso de glucosa. En cambio, recurre a las grasas para producir energía en lugar de alimentos con almidón o azúcares. Como resultado, tu cuerpo puede eliminar la grasa, ayudándote a perder peso.

Acumular calorías adicionales está bien si llevas un estilo de vida muy activo. Sin embargo, si no te mueves mucho, no puedes utilizar todas esas calorías.

Esto conduce a la obesidad. Por lo tanto, necesitas variar tu ingesta de carbohidratos de un día a otro. Si vas a ir al gimnasio, puedes comer más carbohidratos. Si vas a pasar la mayor parte del día viendo televisión, deberías restringir tu ingesta.

A su vez, esto dificulta la pérdida de peso efectiva. Debes tener cuidado al cambiar tu ingesta de carbohidratos si estás tomando insulina para la diabetes. Por lo tanto, hablar con un médico es fundamental.

Otra razón por la cual el ciclado de carbohidratos es tan beneficioso para la pérdida de peso es porque dificulta el exceso de comida. Los alimentos con un alto contenido de carbohidratos suelen ser más indulgentes.

Todos sabemos lo difícil que es resistir la tentación de comer otra galleta o una deliciosa tarta de la abuela. Es mucho más difícil darse un atracón de verduras y proteínas.

¡Muy pocas personas se excederán con el pollo o el brócoli! Por lo tanto, estarás consumiendo menos calorías y ayudando a tu cintura.

Dado que el ciclado de carbohidratos es una forma flexible de hacer dieta, puede resultar más atractivo para los que hacen dieta. Saber que puedes darte el gusto de comer carbohidratos ocasionalmente puede ser atractivo. Una de las razones por las que muchas personas fracasan con otras dietas es debido a su naturaleza restrictiva.

Saber que nunca podrás comer pasta o pan puede ser desmotivador desde el principio. Esto lleva a que los que hacen dieta se rindan después de un corto tiempo. La flexibilidad del ciclado de carbohidratos puede animar a estas personas a adherirse al programa.

Como resultado, perderán más peso en general y mantendrán un peso corporal más saludable.

También hay una conexión clave entre los niveles de insulina en la sangre y la ingesta de carbohidratos. Si hay un alto nivel de insulina en la sangre, es más probable que se almacene grasa.

La alimentación saludable también debe estar en el centro de cualquier plan de ciclado de carbohidratos. No es una excusa para restringir la alimentación en exceso o darse atracones de alimentos poco saludables. Se requiere un seguimiento meticuloso para tener éxito en el ciclo de carbohidratos. Esto puede fomentar una actitud poco saludable hacia la alimentación.

Por lo tanto, debes tener cuidado de mantener la perspectiva al adoptar este régimen. Si descubres que está afectando negativamente tu vida de esta manera, deberías detenerte y elegir un plan de alimentación diferente.

¿Soy un Culturista?

El ciclado de carbohidratos sigue siendo una estrategia popular de nutrición para atletas y culturistas. Aquellos que son competidores de culturismo están especialmente interesados en esta forma de alimentación.

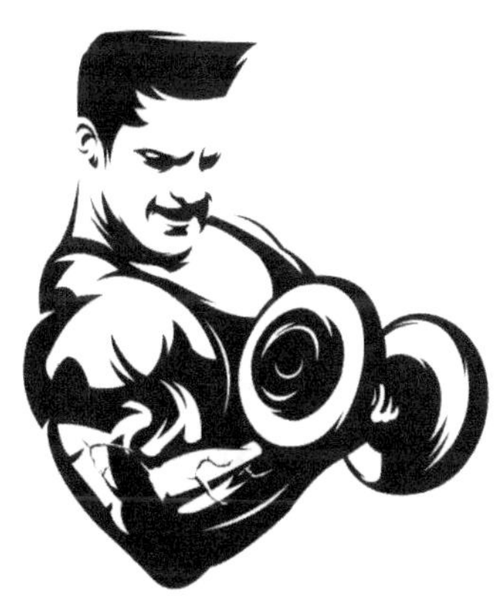

Dependiendo en gran medida de días sin carbohidratos o con bajo contenido de carbohidratos en la fase de definición de su preparación para la competición, estos atletas modifican su ingesta de carbohidratos para cambiar la apariencia de sus músculos en el escenario, ya que el glucógeno es principalmente agua.

Al mismo tiempo, crear un excedente de energía al consumir más carbohidratos promueve una mejor ganancia muscular.

Muchos atletas utilizan su forma de alimentación para minimizar la ganancia de grasa y maximizar la ganancia muscular durante el entrenamiento. Deben adherirse estrictamente a un menú diario basado en su composición corporal y gasto energético. Además, un programa de ciclado de carbohidratos regulará la cantidad de grasa y proteína que se consume.

Un mayor consumo de proteínas es necesario para promover el crecimiento muscular durante el ciclo de carbohidratos.

Por lo tanto, la proteína debe representar alrededor del 30 al 35 por ciento de la ingesta calórica diaria. Los carbohidratos en una fase baja deben constituir alrededor del 10 al 15 por ciento del total de la ingesta. Estos deben estar compuestos principalmente por verduras frescas.

Los días de alto contenido de carbohidratos deben coincidir con días de entrenamiento intenso. Esto garantizará una recuperación muscular más rápida y proporcionará nutrientes esenciales. Al tener ingestas de carbohidratos específicas y períodos regulares de alto contenido de carbohidratos, tu rendimiento puede mejorar.

Para los atletas que participan en deportes de resistencia como natación, ciclismo y carrera, esta es una buena noticia. Variar la ingesta de carbohidratos a lo largo del año ayuda a aumentar las reservas de glucógeno muscular.

El ciclado de carbohidratos optimiza la carga de carbohidratos para que haya suficiente combustible para quemar durante entrenamientos intensivos. Sin embargo, los carbohidratos en exceso no se almacenarán tan fácilmente cuando no estés haciendo ejercicio en un día determinado.

Los atletas de élite han estado siguiendo esta forma de alimentación durante algún tiempo. Creen que les ayuda a mejorar su rendimiento durante el entrenamiento. Al mismo tiempo, pueden desarrollar músculo manteniendo un peso corporal saludable.

Los culturistas y atletas que siguen el ciclado de carbohidratos también experimentan tiempos de recuperación más cortos. La reposición de glucógeno recibe un impulso y los nutrientes se entregan de manera más efectiva. Como resultado, pueden disfrutar de mejores ganancias en el gimnasio.

¿Es el ciclado de carbohidratos adecuado para todos?

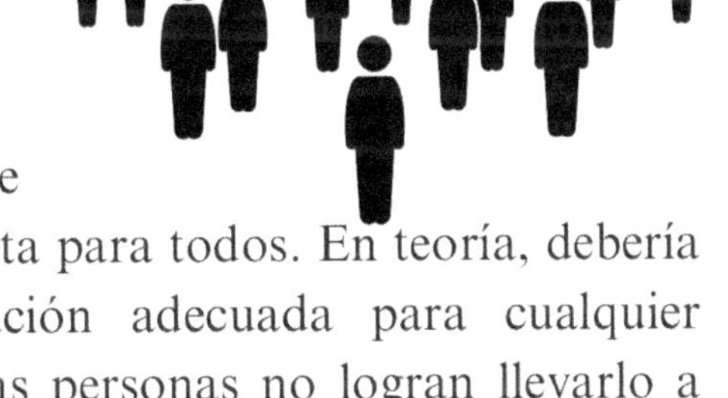

Lamentablemente, el ciclado de carbohidratos no es la respuesta para todos. En teoría, debería ser una forma de alimentación adecuada para cualquier persona. Sin embargo, algunas personas no logran llevarlo a cabo correctamente. Esto podría causar problemas de salud y dificultades continuas.

Cuando sigues cualquier dieta restrictiva, debes estar consciente de cuándo es el momento de detenerte. Si constantemente ansías alimentos que están "prohibidos" y te sientes culpable si te das un gusto, este es un signo de alerta.

Además, si descubres que el ciclado de carbohidratos afecta negativamente tu actitud y estado de ánimo, esto podría ser un problema. Es una señal de que esta forma de alimentación no es para ti. Además, si te sientes inusualmente fatigado al seguir el ciclado de carbohidratos, es una señal para detenerte.

Cualquier persona con antecedentes de trastornos alimentarios debería evitar el ciclado de carbohidratos. La restricción y la adherencia, junto con la medición, el seguimiento y el conteo, son elementos clave de esta dieta. Estar constantemente consciente de la ingesta de carbohidratos y calorías refuerza patrones alimentarios desordenados. Esto puede empeorar los trastornos alimentarios y causar nuevos problemas.

Las personas que tienen ciertas condiciones médicas deben evitar el ciclado de carbohidratos. Aquellas con trastornos del estado de ánimo como depresión y ansiedad pueden verse afectadas negativamente.

Cambiar los patrones alimentarios puede provocar peores cambios de humor que empeoran los problemas de salud mental. Las personas que sufren de otras condiciones médicas como enfermedades cardíacas y síndrome metabólico también deben tener precaución.

Esto también se aplica a aquellos que padecen diabetes. Aunque el ciclado de carbohidratos puede ser beneficioso para regular los niveles de insulina, puede ser problemático para aquellos que toman medicamentos. Si ya estás tomando insulina para la diabetes, debes hablar con tu médico antes de probar esta dieta. No hacerlo podría tener resultados perjudiciales para tu salud general y bienestar.

Otras personas que deben evitar el ciclado de carbohidratos incluyen a las mujeres embarazadas. Necesitan tener un suministro constante y continuo de carbohidratos ricos en fibra para mantenerse saludables. Por la misma razón, las madres lactantes también deben evitar este régimen dietético.

Sin embargo, cuando el ciclado de carbohidratos se sigue correctamente, debería ser una forma adecuada de alimentación para todos. Muchos que hacen dieta encuentran que la flexibilidad de este régimen se ajusta a sus preferencias.

Todavía pueden disfrutar ocasionalmente de carbohidratos, lo que les hace sentir menos restringidos. También suelen descubrir que se reduce la monotonía de una dieta regular.

Por lo tanto, a menudo se recomienda que consultes a tu médico antes de probar el ciclado de carbohidratos. Un profesional médico podrá sugerirte si es una buena opción para ti.

CAPÍTULO 2

¿En qué consiste el ciclado de carbohidratos?

¿En qué Consiste el Ciclado de Carbohidratos?

Conocer la ciencia detrás de por qué funciona el ciclado de carbohidratos es importante para cualquier persona que esté considerando adoptar este régimen. Sin entender los principios de esta dieta, es difícil seguirla correctamente.

Aquí, exploramos lo básico para que estés bien informado.

Ciclado de carbohidratos: Lo básico

El ciclado de carbohidratos es relativamente nuevo en términos de enfoques dietéticos. Está respaldado por la ciencia basada 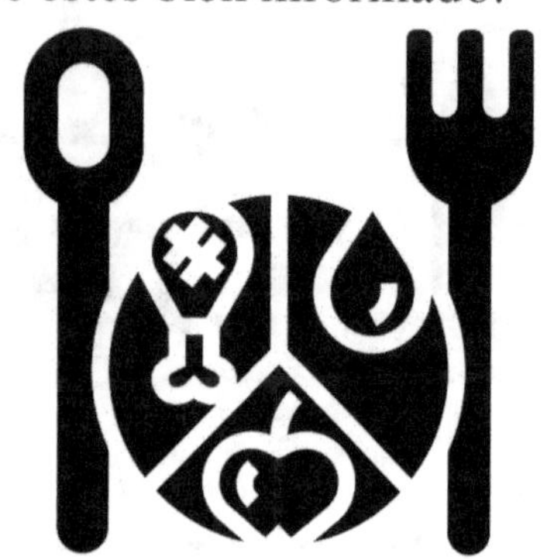 en los mecanismos biológicos de manipulación de carbohidratos. Sin embargo, hay pocos estudios oficiales que hayan investigado directamente las dietas de ciclado de carbohidratos. Sin embargo, muchas personas han encontrado que este régimen es exitoso.

Los atletas de élite han estado utilizando este método durante años para mejorar su rendimiento. Los que hacen dieta también están empezando a reconocer los beneficios.

Entonces, ¿Cómo funciona el ciclado de carbohidratos? Básicamente, esta forma de comer tiene como objetivo satisfacer la necesidad del cuerpo de glucosa o calorías.

Por ejemplo, suministra carbohidratos en días de entrenamiento intenso o ejercicios. Logra esto planificando días de alta ingesta de carbohidratos en esos días.

Los días de alto contenido de carbohidratos reabastecen el glucógeno en los músculos. Esto también puede reducir la descomposición de los músculos y mejorar el rendimiento deportivo.

Cuando se planifican estratégicamente períodos de alto contenido de carbohidratos, es posible potenciar el funcionamiento de las hormonas reguladoras del apetito. La grelina y la leptina son ambas hormonas asociadas con el hambre y el apetito. Ambas pueden controlarse mejor con dietas de ciclado de carbohidratos.

En días de bajo contenido de carbohidratos, el cuerpo cambia a una forma diferente de producir energía. Sin la glucosa de los carbohidratos para alimentarlo, comienza predominantemente a quemar grasa.

Esto, a su vez, ayuda a mejorar la flexibilidad metabólica del cuerpo. También ayuda al cuerpo a adaptarse de manera más efectiva a quemar grasa como fuente de combustible a largo plazo.

Otro elemento importante en el ciclado de carbohidratos es cómo permite manipular la insulina. Si enfocas tus carbohidratos alrededor de tus entrenamientos, puedes mejorar la sensibilidad de tu cuerpo a la insulina.

Esto es un signo de buena salud. Ayuda a proteger contra condiciones como la diabetes.
También contribuye a maximizar los muchos beneficios que proporcionan los carbohidratos.

¿Es el ciclado de carbohidratos lo mismo que la dieta Keto?

Muchas personas piensan que la dieta keto y el ciclado de carbohidratos son lo mismo, pero esto no es cierto. Aunque hay algunas similitudes, los dos regímenes son muy diferentes.

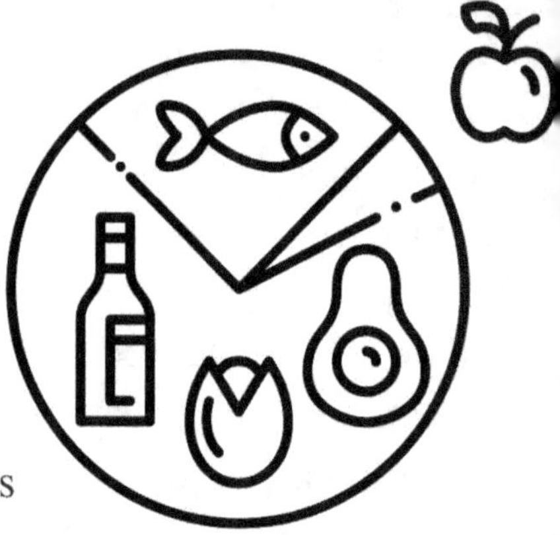

La dieta keto es extremadamente baja en carbohidratos y también implica consumir muchas grasas saludables y cantidades moderadas de proteínas. El objetivo principal de la dieta keto es quemar grasa como combustible al entrar en cetosis.

Por lo general, el ciclado de carbohidratos implica consumir más carbohidratos de los que tendrías en la dieta keto clásica. También no implica consumir la misma cantidad considerable de grasas. Por lo tanto, la cetosis no es el objetivo de un régimen de ciclo de carbohidratos.

Sin embargo, hay algunas similitudes. Ambos enfatizan la gestión de la ingesta de carbohidratos. Además, ambos regímenes implican contar macros, que son la cantidad específica de gramos de grasas, proteínas y carbohidratos que consumes cada día.

Esto significa que algunas personas combinan ambos regímenes, lo que se conoce como keto cycling.

El protocolo de keto cycling implica seguir una dieta keto en la mayoría de los días, intercalados con uno o dos días de mayor consumo de carbohidratos. Estos se llaman días de carga y están diseñados para romper la cetosis.

Al hacer esto, los que hacen dieta pueden obtener los beneficios de consumir carbohidratos. Se aumenta la ingesta de fibra, se impulsa el rendimiento atlético y la dieta se vuelve más variada.

Algunos expertos en nutrición dicen que restringir los carbohidratos a largo plazo podría afectar ciertas hormonas, como la insulina y las hormonas tiroideas, que son vitales para una composición corporal saludable. Si pruebas el keto cycling, el equilibrio de estas hormonas podría mantenerse mejor.

Esto proporciona una ventaja distintiva sobre la dieta keto estándar en la que se restringen los carbohidratos durante un período prolongado. Además, se reducen o eliminan los problemas comunes asociados con las dietas keto. Problemas como el mal aliento no se vuelven prevalentes, ya que se siguen consumiendo algunos carbohidratos regularmente.

CAPÍTULO 3

¿Cómo es una dieta de ciclado de carbohidratos?

¿Cómo es una dieta de Ciclado de Carbohidratos?

El ciclado de carbohidratos implica hacer un seguimiento de los macros con un diario de alimentos o una aplicación. Debes calcular la cantidad de gramos de carbohidratos que necesitarás comer todos los días.

Esto puede no ser tan fácil como imaginabas, ya que la cantidad de carbohidratos que debes comer será individual para ti.

Debes tener en cuenta varios factores, los cuales exploraremos más detenidamente más adelante.

Por ahora, echemos un vistazo más de cerca a cómo es una dieta de ciclado de carbohidratos estándar.

¿Qué como en un día de alto contenido de carbohidratos?

En un día de alto contenido de carbohidratos, generalmente obtendrás alrededor del 60 por ciento de tus calorías a partir de carbohidratos complejos. Esto significa que si estás consumiendo alrededor de 1,500 calorías diarias, aproximadamente 900 calorías serán de carbohidratos complejos.

Si estás haciendo entrenamientos de alta intensidad como entrenamiento por intervalos, carrera de larga distancia o sprints, puedes agregar más carbohidratos. Sin embargo, deben ser del tipo correcto. ¡No debes agregar napolitanas ni galletas a tu régimen! En cambio, deberías darte una porción adicional de legumbres, frutas o granos enteros.

Estos últimos son todos carbohidratos complejos, lo que significa que se descomponen más lentamente para una liberación de energía más lenta.

Los carbohidratos simples como galletas azucaradas y dulces se descomponen rápidamente, lo que significa que obtienes un aumento de energía súper rápido seguido de una caída. Deberías consumir principalmente carbohidratos complejos en un régimen de ciclado de carbohidratos.

Si encuentras que te cuesta lidiar con tus entrenamientos atléticos, intenta agregar otra porción a tu dieta. Sin embargo, solo debes hacer esto en los días en que estás yendo al gimnasio.

¿Qué como en un día de bajo contenido de carbohidratos?

En los días en que no estás haciendo ejercicio intenso o realizando ejercicios suaves, ten un día de bajo contenido de carbohidratos. En este tipo de día, deberías reemplazar un par de tus porciones habituales de carbohidratos con verduras. También podrías cambiar algunos de esos carbohidratos por grasas saludables o proteínas.

Alternativamente, podrías usar un día de bajo contenido de carbohidratos como punto de partida para calcular tus días de alto contenido de carbohidratos. Por lo general, 50 gramos de carbohidratos diarios son suficientes para alcanzar la cetosis.

Por lo tanto, podrías comenzar consumiendo 50 gramos de carbohidratos en los días de bajo contenido de carbohidratos y luego aumentar desde allí, llegando a un máximo de 200 gramos de carbohidratos diarios.

Sin embargo, es muy importante evitar la mentalidad alimentaria transaccional. Pensamientos como "30 minutos más corriendo significa que puedo comer más carbohidratos" pueden ser peligrosos. Esto lleva a una relación difícil y desordenada con la comida y la alimentación.

No obstante, comer más carbohidratos algunos días y menos carbohidratos en otros días es una forma en que el cuerpo se autorregula de manera natural. Por lo tanto, reducir los carbohidratos ofrece beneficios que puedes aprovechar.

¿Cómo se vería un plan de ciclado de carbohidratos de una semana?

El concepto de ciclado de carbohidratos implica comer carbohidratos mínimos durante dos días consecutivos, seguidos de un día de mayor consumo de carbohidratos. Hay una razón para esto.

Cuando las reservas almacenadas de carbohidratos están a punto de agotarse, se recarga la energía gracias a un día de alto contenido de carbohidratos. Esto acelera el metabolismo y conduce a una mayor pérdida de grasa.

Si reduces tus carbohidratos durante dos días, tus reservas de grasa se utilizarán para obtener energía. Tu cuerpo también entrará en un estado catabólico. Esto significa que el cuerpo comienza a utilizar tejido muscular para obtener energía a partir de las proteínas en tus músculos.

Es importante saber qué comer a lo largo de una semana si planeas hacer el ciclo de carbohidratos.

Aquí tienes un plan de muestra para siete días para asegurarte de obtener todos los nutrientes esenciales y tener suficiente variedad para no aburrirte con tus comidas. Si puedes adherirte a este plan durante 30 días, deberías experimentar beneficios para la pérdida de peso.

Esto es solo un ejemplo para que te sirva de guía,

Día 1 – Día de bajo contenido de carbohidratos

- **Desayuno**: Ensalada con almendras, frutas cítricas mezcladas con bayas y yogur.
- **Almuerzo**: Una manzana y una barrita de proteínas.
- **Comida**: Ensalada con 50 gramos de quinoa, 100 gramos de guisantes y tomates, y dos huevos duros.
- **Merienda**: Un plátano y una porción de nueces.
- **Cena**: Pechuga de pollo salteada en rodajas con zanahorias, calabacines y judías verdes. Servido con 70 gramos de quinoa.

Total de calorías – 1880
Total de carbohidratos – 226 gramos
Total de proteínas – 108 gramos
Total de grasas – 67 gramos

Día 2 – Día de bajo contenido de carbohidratos

- **Desayuno:** Muesli de semillas y manzana hecho con dos cucharadas de avena, semillas de girasol, semillas de sésamo y semillas de calabaza. Con dos cucharadas de yogur natural y una manzana pequeña.

- **Almuerzo**: Un plátano y una porción de nueces.
- **Comida**: Un pan integral de pita relleno con medio aguacate, una cucharada de queso cottage y atún.
- **Merienda**: Una pera.
- **Cena**: Un filete de salmón a la plancha con 100 gramos de brócoli, 70 gramos de quinoa y 75 gramos de guisantes.

> Total de calorías – 1891
> Total de carbohidratos – 170 gramos
> Total de proteínas – 131 gramos
> Total de grasas – 81 gramos

Día 3 – Día de alto contenido de carbohidratos

- **Desayuno**: 60 gramos de avena remojada en agua con 200 gramos de bayas. Servir con un yogur natural y una cucharada de semillas de girasol.
- **Almuerzo**: Un melocotón.
- **Comida**: Una patata al horno rellena con una cucharada de hummus. Servir con ensalada de pepino en rodajas, tomate, pimiento rojo y hojas mixtas. Un plátano.
- **Merienda**: Una barrita de proteínas y una manzana.
- **Cena**: Un filete de bacalao a la plancha con 250 gramos de patata hervida, 100 gramos de zanahorias y guisantes.

> Total de calorías – 1801
> Total de carbohidratos – 323 gramos
> Total de proteínas – 78 gramos
> Total de grasas – 40 gramos

Día 4 – Día de bajo contenido de carbohidratos

- **Desayuno**: Tres huevos revueltos con dos cucharadas de yogur natural. Agregar medio pimiento rojo, medio calabacín y media cebolla, así como una cucharada de guisantes. Cocinar en una sartén.
- **Almuerzo**: Una manzana y un puñado de semillas de calabaza.
- **Comida**: Una lata de atún mezclada con habas. Con una ensalada de hojas de lechuga, tomate, guisantes y cebolla.
- **Merienda**: Una nectarina.
- **Cena**: Pechuga de pavo a la plancha con calabacín, zanahoria, pimiento rojo y cebolla a la parrilla.

Total de calorías – 1812
Total de carbohidratos – 159 gramos
Total de proteínas – 143 gramos
Total de grasas – 72 gramos

Día 5 – Día de Bajo Contenido de Carbohidratos

- **Desayuno**: Dos huevos cocidos con dos rebanadas de pan integral untadas con mantequilla.
- **Almuerzo**: Una manzana y una pera.
- **Comida**: Puré de patata y atún con ensalada de pepino, tomate, zanahoria y calabacín.
- **Merienda**: Un durazno y una galleta de avena con pepino y queso cottage.

- **Cena**: Una lata de atún o caballa mezclada con tomates a trozos, zanahoria, pimiento rojo y calabacines.

Total de calorías – 1804
Total de carbohidratos – 165 gramos
Total de proteínas – 124 gramos
Total de grasas – 77 gramos

Día 6 – Día de alto contenido de carbohidratos

- **Desayuno**: 5 cucharadas de yogur natural. Mezclar con 50 gramos de avena, 200 gramos de bayas, 1 cucharada de miel y una pera en rodajas.
- **Almuerzo**: Un pan integral de pita con tomate y queso cottage.
- **Comida**: Plato de garbanzos o lentejas
- **Merienda**: Cuatro galletas de avena con manzana en rodajas y crema de cacahuate.
- **Cena**: Pechuga de pollo a la plancha con brócoli al vapor, 70 gramos de quinoa y 100 gramos de judías verdes.

Total de calorías – 1845
Total de carbohidratos – 249 gramos
Total de proteínas – 122 gramos
Total de grasas – 44 gramos

Día 7 – Día de bajo contenido de carbohidratos

- **Desayuno**: Dos huevos escalfados con champiñones y dos tomates.
- **Almuerzo**: Un yogur natural, una naranja y un melocotón.
- **Comida**: Un pan integral de pita relleno de queso cottage, aguacate, pepino, tomate, lechuga y crema de cacahuate.
- **Merienda**: Una manzana con un puñado de semillas de girasol y semillas de calabaza.
- **Cena**: Salmón a la plancha con calabacín, 200 gramos de tomates y guisantes.

> Total de calorías – 1820
> Total de carbohidratos – 157 gramos
> Total de proteínas – 98 gramos
> Total de grasas – 94 gramos

Este menú proporcionado es simplemente una guía de ejemplo para ilustrar los fundamentos de la dieta de ciclado de carbohidratos.

Es importante destacar que cada persona debe personalizar y ajustar esta dieta de acuerdo con sus necesidades individuales, preferencias y condiciones específicas.

La clave del éxito en el ciclado de carbohidratos radica en adaptar el plan alimenticio a medida que evolucionan las metas personales y las respuestas del cuerpo.

CAPÍTULO 4

¿Cómo ayuda el ciclado de carbohidratos en la pérdida de peso?

¿Cómo ayuda el ciclado de carbohidratos en la pérdida de peso?

El ciclado de carbohidratos
puede contribuir a la pérdida
de peso maximizando la
forma en que el cuerpo utiliza el
combustible. Al adoptar esta
dieta, consumes menos carbohidratos

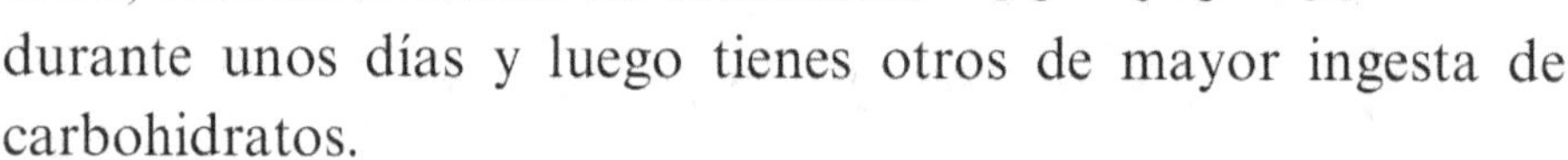

durante unos días y luego tienes otros de mayor ingesta de carbohidratos.

Cómo alternas entre días de alto y bajo contenido de carbohidratos varía según la cantidad de actividad que realices.

Obtienes beneficios del combustible de carbohidratos en los días en que haces ejercicio, mientras que te beneficias de un bajo consumo de carbohidratos si no estás activo.

A medida que haces ejercicio, el cuerpo utiliza sus reservas de carbohidratos para obtener energía. Esto significa que debes alinear los días de alto contenido de carbohidratos con los días de mayor desgaste en tus entrenamiento, permitiendo que tu cuerpo utilice el combustible de la mejor manera posible.

También implica que la energía adicional te permite hacer ejercicio durante más tiempo, lo que resulta en la quema de más calorías.

En días de descanso, se puede reducir la ingesta de carbohidratos, disminuyendo así la cantidad de calorías vacías que consumes y ayudándote a perder peso.

Imagínate pesando 70 kg. Podrías apuntar a consumir dos gramos de carbohidratos por cada kilo de tu peso en un día de alto contenido de carbohidratos, lo que serían alrededor de 140 gramos.

En los días de bajo contenido de carbohidratos, podrías reducir esto a aproximadamente un gramo por kilo de tu peso, llevando tu ingesta de carbohidratos a 70 gramos.

Esto no significa que haya una cantidad fija de carbohidratos que puedas consumir en cada tipo de día. En gran medida, depende del tipo de ejercicio que estés haciendo y de la frecuencia con la que estés entrenando.

Puedes encontrar mucha información en online, pero deberás adaptar tu ingesta de carbohidratos a tus propias necesidades.

Tu metabolismo disminuirá o aumentará según tu ingesta de macronutrientes y calorías. Si consumes suficientes carbohidratos en el momento adecuado, tu metabolismo se restablecerá.

Esto desencadenará la liberación de leptina y tiroides, hormonas que regulan tu peso corporal.

La alimentación actual desgraciadamente es muy rica en carbohidratos (demasiado diría yo), lo que puede tener un efecto negativo al estimular la liberación de insulina con demasiada frecuencia, lo que puede provocar ganancia de peso y el desarrollo de condiciones como la diabetes.

Los días de bajo contenido de carbohidratos animan a tu cuerpo a utilizar todo su glucógeno (carbohidratos almacenados) y cambiar a la quema de cetonas (grasa corporal) como combustible. Cuando se quema la grasa almacenada, se pierde peso de forma natural.

Cada plan de dieta de ciclado de carbohidratos es diferente, y debes elegir el que se adapte a tus propios objetivos.

Un plan estándar mantendrá tu ingesta de carbohidratos muy baja durante dos o tres o más días y luego la aumentará durante un día. Ese día debería involucrar alguna actividad intensa.

En un día de bajo contenido de carbohidratos, tu ingesta de carbohidratos debería rondar 70 gramos (basándonos en el ejemplo anterior, una persona de 70kg), provenientes de productos lácteos y vegetales no almidonados.

En un día de alto contenido de carbohidratos, puedes consumir alrededor de 140 gramos de carbohidratos, que pueden provenir de carbohidratos almidonados, frutas, cereales integrales, así como productos lácteos y vegetales no almidonados.

CAPÍTULO 5

¿Existen otros beneficios del ciclado de carbohidratos?

¿Existen otros beneficios del ciclado de carbohidratos?

Existen otros beneficios del ciclado
de carbohidratos además de la pérdida
de peso rápida.
Al alternar entre días altos y
bajos en carbohidratos, aprovechas
los beneficios ofrecidos por ambas
formas de dieta.

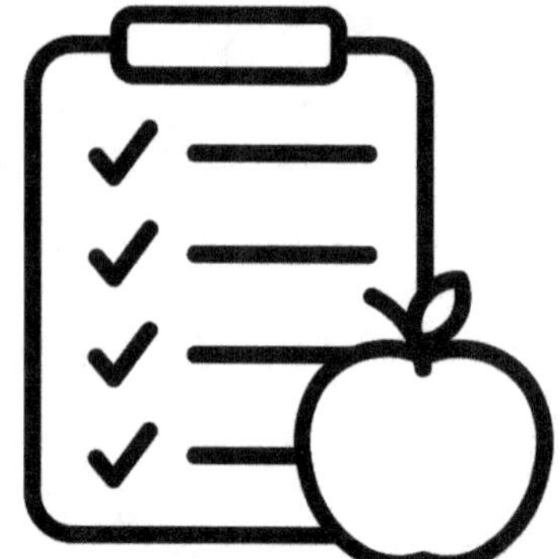

Lo mejor de todo
es que muchos de los aspectos negativos de esas dietas se
eliminan.

Algunos de los beneficios del ciclado de carbohidratos incluyen
una mejora en la sensibilidad a la insulina. Esto ayuda a
reducir el riesgo de desarrollar diabetes tipo 2 y puede mejorar
los niveles de colesterol y la salud metabólica.

Aquellas personas que son pre-diabéticas, tienen resistencia a la
insulina o ya tienen diabetes tipo 2 pueden beneficiarse de esta
forma de alimentación.

Además, aquellos que son resistentes a la pérdida de peso
pueden beneficiarse de este régimen. Al disminuir la ingesta de
carbohidratos, también se reduce la liberación de insulina.

Esto permite que el cuerpo queme rápidamente las reservas de
carbohidratos, pasando a quemar grasa como fuente de
energía. Como resultado, se puede desencadenar una pérdida
de peso más rápida.

Durante el período de recarga con mayor ingesta de carbohidratos, las hormonas pueden experimentar efectos positivos. Las hormonas tiroideas, la leptina y la testosterona pueden beneficiarse de manera positiva.

Todos estos factores desempeñan un papel clave en el éxito de la dieta a largo plazo. Las hormonas juegan un papel vital en el rendimiento físico, el metabolismo y la gestión del hambre.

Por lo tanto, controlarlas de manera más eficiente garantizará un mejor funcionamiento.

CAPÍTULO 6

¿Qué debo recordar acerca del ciclado de carbohidratos?

¿Qué debo recordar acerca del ciclado de carbohidratos?

El ciclado de carbohidratos no
es una forma de alimentación sin esfuerzo.
Muchas personas se embarcan en este
régimen sin darse cuenta de cuánto
trabajo implica. La planificación es
clave para tu éxito. Necesitas medir,
contar gramos y pesar para tener
éxito.

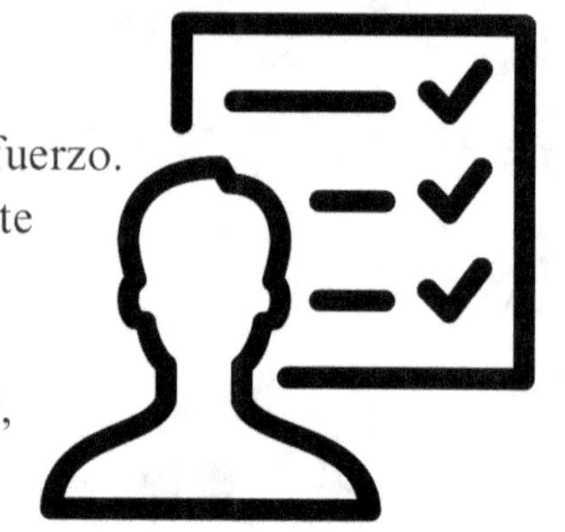

Hay aplicaciones disponibles,
como My Fitness Pal, que pueden facilitar la vida. Sin embargo, si buscas un régimen completamente planificado para ti, el ciclado de carbohidratos no es para ti.

Por otro lado, si prefieres reglas y pautas, el ciclado de carbohidratos es una excelente elección.

¿Estás pensando en probarlo? Entonces, sigue leyendo para descubrir lo que debes recordar sobre esta forma de alimentación.

Ajustándolo a ti

Tu primer paso es asegurarte de que el régimen de ciclado de carbohidratos sea adecuado para ti como individuo. Todos tienen necesidades diferentes de ingesta de carbohidratos diferentes. Esto significa que no hay una solución única para todos. Deberás calcular tu propio objetivo diario único de calorías para cada día, lo cual puede ser un desafío.

Un enfoque general que puedes tomar es:

- ¿Quieres perder peso? Multiplica tu peso **en libras*** por diez. Este es el número de calorías que debes tratar de consumir cada día.
- ¿Quieres mantener tu peso actual? Multiplica tu peso por 12. Esta es la cantidad de calorías que necesitarás comer diariamente.
- ¿Quieres ganar peso? Multiplica tu peso por 15. Esta es la cantidad de calorías que necesitarás comer diariamente.
  *para pasar de kg a lb multiplicamos por 2,2.

Una vez que sepas el número de calorías a alcanzar, es hora de pasar al siguiente paso. Debes dividir esas calorías entre los tres principales macronutrientes: grasa, proteína y carbohidratos.

La proteína y los carbohidratos suministran cuatro calorías por gramo cada uno, mientras que la grasa proporciona nueve calorías por gramo.

Además del ciclado de carbohidratos, debes apuntar a alrededor de un gramo de proteína por cada kilo de tu peso. El resto debe estar compuesto por grasas saludables.

En un día alto en carbohidratos, aumentarás la cantidad de carbohidratos que consumes y también aumentarás tu ingesta calórica. Los niveles de grasas y proteínas permanecerán iguales.

En los días bajos en carbohidratos, reducirás tu ingesta calórica y nuevamente, los niveles de grasas y proteínas permanecerán iguales.

Básicamente, el ciclado de carbohidratos se trata de reducir tu ingesta calórica, pero sin sentir que lo estás haciendo.

Es importante recordar que si mantienes tus carbohidratos demasiado bajos durante varios días, puedes experimentar efectos negativos.

Pueden ocurrir antojos de carbohidratos, fatiga, problemas para dormir, hinchazón, irritabilidad, cambios de humor y estreñimiento como resultado.

Esto sucede porque tu cuerpo ha utilizado todos sus carbohidratos disponibles y está cambiando a utilizar la grasa como combustible. Es un fenómeno conocido como "gripe por carbohidratos".

Es temporal, pero si mantienes tu nivel de hidratación y consumes suficientes electrolitos, pasará rápidamente.

Sin embargo, no todos pueden sobrellevar los regímenes de ciclado de carbohidratos. Para algunas personas, es una forma contraproducente de comer.

Las personas que padecen la enfermedad de Hashimoto o tienen fatiga suprarrenal pueden encontrar que la producción de hormonas tiroideas se reduce. Esto puede disminuir su tasa metabólica y causar aumento de peso.

Las personas que están amamantando, embarazadas, tienen antecedentes de trastornos alimentarios o ya están por debajo de peso deben evitar este régimen.

Calorías y proteínas

Cuando estás siguiendo el ciclado de carbohidratos, puede ser tentador eliminar muchas cosas de tu dieta. Es importante recordar que solo se deben reducir los carbohidratos refinados.

Cuando estás consumiendo menos carbohidratos, debes asegurarte de que la fibra siga siendo una parte importante de tu dieta. Un día bajo en carbohidratos no es una excusa para olvidar las manzanas o el brócoli.

En primer lugar, concéntrate en eliminar los carbohidratos simples y el azúcar de tu dieta. Los alimentos ultra procesados pueden desaparecer, pero alimentos ricos en nutrientes y llenos de fibra como la quinoa, avena, legumbres, frutas y verduras deben permanecer.

Si priorizas carbohidratos ricos en fibra en tus días bajos en carbohidratos, te sentirás más lleno. Tus niveles de colesterol estarán mejor controlados y tu microbioma será más saludable.

Esto te ayudará a gestionar tu peso de manera efectiva, ya que no sentirás la tentación de comer en exceso. Además, se reducirá la inflamación, ayudando a combatir la obesidad.

Puede que pienses que puedes perder más peso si reduces significativamente tu ingesta de calorías. Sin embargo, aún necesitas comer lo suficiente. Incluso en un día bajo en carbohidratos, necesitas mantener una ingesta calórica adecuada.

El cerebro requiere carbohidratos para funcionar. Específicamente, necesita glucosa para funcionar de manera efectiva. Si no hay glucosa para usar, el cuerpo debe recurrir a otra fuente. Puede terminar usando proteínas para este propósito. Esto es perjudicial cuando quieres mantener y desarrollar músculo magro.

Por lo tanto, debes comer la cantidad de carbohidratos que te corresponde, no menos. El cerebro necesita ser alimentado para que no pases todo el día caminando en una niebla.

Recuerda que la calidad de la comida que consumes es tan importante como la cantidad. ¡Tus días altos en carbohidratos no deben estar llenos de patatas fritas y pizza! Deberías disfrutar de granos enteros en su lugar.

La pasta, el pan integrales y el arroz integral son opciones mucho más saludables que los azúcares refinados.

Si no estás seguro de qué deberías estar comiendo, deberías hablar con un experto. La cantidad de carbohidratos que necesitarás variará según tu constitución. También variará según tus necesidades calóricas, tu nivel de actividad y el tipo de ejercicio que hagas. También variará según tu altura, peso y género.

Un nutricionista puede ayudarte a obtener una recomendación personalizada. Esto asegurará que puedas obtener la cantidad adecuada de combustible que necesitas para maximizar tus resultados.

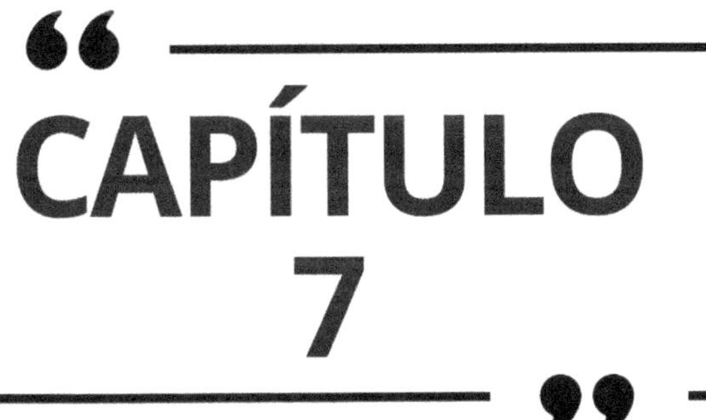

Tipos de
ciclado de carbohidratos

Tipos de ciclado de Carbohidratos

El ciclado de carbohidratos representa
un enfoque de dieta en el que la
ingesta de carbohidratos se
alterna. No hay reglas fijas sobre
la base de esta alternancia.

Algunas personas alternan diariamente, mientras que otras lo
hacen mensual o semanalmente. Algunas personas siguen
períodos largos de dietas altas, moderadas y bajas en
carbohidratos. Otros varían su enfoque día a día.

Esto significa que no hay un solo tipo de ciclado de
carbohidratos que se adapte a todos. Cada persona debería
programar su ingesta de carbohidratos para adaptarse a una
variedad de factores, que incluyen:

- Tus propios objetivos de composición corporal
- Tus días de descanso y días de entrenamiento
- Tus refeeds o recarga de carbohidratos programado
- Si estás participando en una competencia o evento especial
- El tipo de entrenamiento que estás llevando a cabo y su
  intensidad
- Tu nivel de grasa corporal

Algunos enfoques de ciclado de carbohidratos implican dos
días de bajos carbohidratos seguidos de un día de altos
carbohidratos. Este patrón se repite.

Otro enfoque es tener dos días de alta ingesta de carbohidratos
seguidos de dos días de carbohidratos moderados.

Luego habrá tres días de bajos carbohidratos antes de volver al inicio del ciclo.

Usualmente, la ingesta de proteínas permanecerá similar todos los días. Mientras tanto, la ingesta de grasas variará según la ingesta de carbohidratos. Los días de alto consumo de carbohidratos suelen significar una baja ingesta de grasas, y los días de bajo consumo de carbohidratos significan una alta ingesta de grasas.

Otro enfoque implica ajustar tu ingesta de carbohidratos semana a semana. Por ejemplo, podrías seguir una dieta baja en carbohidratos durante 11 días seguidos. Luego, podrías tener una dieta alta en carbohidratos durante los siguientes tres días antes de volver al inicio del ciclo.

Incluso hay un enfoque de ajuste mensual. Esto implica seguir una dieta baja en carbohidratos durante cuatro semanas y luego tener una semana de alto consumo de carbohidratos en la quinta semana.

Como puedes ver, hay muchas variaciones en el ciclado de carbohidratos. Esto significa que se requerirá cierta experimentación individual y prueba y error. Con el tiempo, eventualmente encontrarás la fórmula adecuada para ti.

Una rápida descripción de algunos de los enfoques más comunes de ciclado de carbohidratos es la siguiente:

- Un refeed infrecuente y grande. Esto implica aumentar la ingesta de carbohidratos cada una o dos semanas durante una fase de baja ingesta de carbohidratos.

- Refeeds moderadamente frecuentes. Esto implica aumentar la ingesta de carbohidratos cada tres o cuatro días en una fase de baja ingesta de carbohidratos.

- Ciclado estratégico de carbohidratos. Esto implica estructurar menús con una ingesta moderada de carbohidratos en intervalos específicos y estratégicos en una fase de baja ingesta de carbohidratos. Cuando sigues este enfoque, te alejarás de una ingesta de carbohidratos muy alta. Por lo tanto, permitirá que tu metabolismo se ponga al día con tu ingesta dietética.

- Ciclado de carbohidratos para ganar músculo. Cualquier persona que quiera ganar masa muscular requerirá un excedente calórico. Sin embargo, cuando se consumen demasiadas calorías a largo plazo, es casi inevitable ganar grasa corporal. El ciclado de carbohidratos permite optimizar la ganancia de músculo sobre la ganancia de grasa. Al igual que el ciclado estratégico de carbohidratos, los menús deben planificarse según tu horario semanal. Esto te permitirá hacer un excedente temporal de calorías para aumentar la fuerza y las ganancias de masa magra.

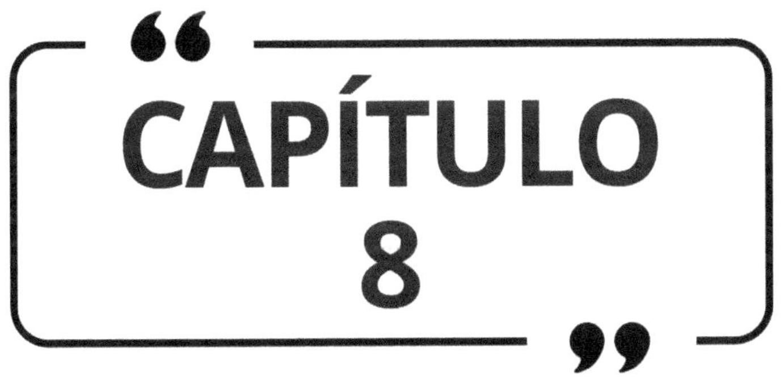

CAPÍTULO 8

¿Qué alimentos son buenos en un plan de ciclado de carbohidratos?

¿Qué Alimentos son Buenos en un Régimen de Ciclado de Carbohidratos?

Antes de embarcarte en un régimen de ciclado de carbohidratos, necesitas conocer más sobre qué son los carbohidratos. También necesitas saber cuáles son adecuados para comer en este tipo de dieta.

Los carbohidratos a menudo tienen connotaciones negativas. Sin embargo, no todos los carbohidratos son malos para ti. Los carbohidratos son esenciales para suministrar energía. Aquí, examinamos más de cerca cuáles deberías disfrutar como parte de tu estilo de vida de ciclado de carbohidratos.

¿Cuáles son los carbohidratos buenos?

Junto con las grasas y las proteínas, los carbohidratos son uno de los tres principales macronutrientes. Se necesitan carbohidratos para suministrar energía al cerebro y al cuerpo. Cada vez que consumes carbohidratos, se descomponen durante la digestión en azúcares.

Estos azúcares son luego absorbidos en el torrente sanguíneo. En respuesta al aumento de los niveles de azúcar en la sangre, el cuerpo libera insulina. Se necesita para transportar el azúcar (llamado glucosa en esta etapa) a las células. Esto permite un impulso rápido de energía para alimentar la actividad.
Los carbohidratos también se almacenan en el hígado y los músculos como glucógeno.

Este es un tipo almacenado de glucosa. Sin embargo, el exceso de glucosa también se almacena como grasa. Por lo tanto, muchas personas piensan que los carbohidratos son malos para ellas.

No todos los carbohidratos son iguales. Hay tres tipos principales de carbohidratos: fibra, almidón y azúcar. El azúcar es de lejos el tipo más simple. La fibra y el almidón son ambos carbohidratos complejos.

Esto significa que son más difíciles de descomponer en el cuerpo. Se tarda más tiempo y, por lo tanto, te sentirás lleno durante más tiempo cuando consumes carbohidratos complejos. Los carbohidratos procesados o refinados son menos fibrosos y almidonados. Son más azucarados y tienen menos valor nutricional.

Los carbohidratos procesados se pueden eliminar de tu dieta cuando estás en ciclado de carbohidratos. Sin embargo, los alimentos integrales ricos en carbohidratos deben mantenerse en tu dieta. Las patatas y verduras con almidón como zanahorias y calabacines son carbohidratos complejos que son buenos para ti.

Los cereales integrales como arroz integral , quinoa y legumbres como lentejas y judías también son buenas opciones. Incluso los alimentos que contienen azúcares naturales como la leche y la fruta tienen un lugar en las dietas de ciclado de carbohidratos.

Estos alimentos integrales tienen méritos nutricionales. Contienen minerales y vitaminas clave.

Por lo tanto, aunque la palabra carbohidratos a menudo evoca imágenes de alimentos azucarados que no son saludables, este no siempre es el caso. Los carbohidratos complejos tienen un papel vital en asegurar que tengas un estilo de vida saludable.

Por supuesto, eso no significa que todos los carbohidratos se puedan incluir en una dieta de ciclado de carbohidratos. Algunos siempre deben evitarse, excepto como caprichos ocasionales. Sin embargo, hay muchas fuentes saludables de carbohidratos que tienen muchos minerales, vitaminas y fibra beneficiosos.

Además, tienen un buen sabor. Por lo tanto, al planificar un menú para un día alto en carbohidratos, no deberías verlo como una excusa para darte un festín con galletas. En su lugar, concéntrate en opciones saludables de carbohidratos complejos.

Algunos carbohidratos recomendados incluyen:

- **Cereales integrales:** Los granos no modificados tienen muchos beneficios para la salud. Son muy saludables e incluyen quinoa, avena y arroz integral.

- **Verduras:** Todas las verduras tienen diferentes contenidos minerales y vitamínicos. Deberías consumir muchas de diferentes colores para obtener el equilibrio adecuado.

- **Frutas sin procesar:** Al igual que las verduras, todas las frutas son únicas. Las bayas son especialmente saludables ya que tienen una carga glucémica baja y un alto contenido antioxidante.

- **Legumbres:** Estos carbohidratos complejos se digieren lentamente. Están cargados de minerales y fibra.

- **Tubérculos:** Los boniatos y las patatas blancas también son carbohidratos complejos. Se digieren lentamente, por lo que te sentirás lleno por más tiempo.

¿Cómo identificas qué carbohidratos son buenos? Deberán ser:

- Altos en fibra
- Sin procesar, sin ingredientes naturales eliminados
- De digestión lenta

En cambio, los carbohidratos no recomendados serán:

- Encontrados en alimentos muy procesados
- Altos en azúcar
- Contienen harina blanca
- Bajos en contenido de fibra

¿Cuáles serían buenos ejemplos de carbohidratos para comer en cada etapa de tu plan de ciclado de carbohidratos?

En un día sin carbohidratos deberías comer:
- Verduras ricas en fibra como espárragos, hojas verdes, champiñones y brócoli
- Proteínas magras
- Grasas saludables

Deberías evitar comer:
- Carbohidratos ricos en almidón. Estos incluyen avena, arroz, patatas y cereales.

- También incluyen verduras con almidón como calabaza, calabaza, calabacín y frijoles. Tu ingesta total de estos carbohidratos debería ser inferior a 25 gramos al día.

- Todos estos deben provenir de verduras ricas en fibra.

En días bajos en carbohidratos, deberías comer:

- Verduras fibrosas.
- Dos o tres porciones de almidón, todas deben provenir de fuentes limpias como los boniatos, arroz integral, frutas, verduras con almidón y avena. Deben ser libres de lácteos, soja y gluten. Los carbohidratos con almidón deben consumirse después de tu entrenamiento para obtener los mejores resultados.

En días altos en carbohidratos, deberías comer:

- Hasta 200 gramos de carbohidratos para una mujer o 300 gramos para un hombre. La cantidad total variará según tu nivel de actividad y tamaño.
- Mucha proteína magra.
- Grasas saludables con moderación.

Los días altos en carbohidratos no deben ser una excusa para comer en exceso. Son una forma de restablecer sistemáticamente las hormonas que queman grasa y construyen músculo. La mayoría de las grasas deben provenir de una fuente limpia.

Sin embargo, si vas a darte un gusto, asegúrate de hacerlo en uno de estos días altos en carbohidratos.

Existen conceptos erróneos de que alimentos como la pasta están prohibidos en las dietas de ciclado de carbohidratos.

Esto no es estrictamente cierto. Si prohíbes cualquier alimento, solo tendrás más ganas de comerlo.

Puedes incluir alimentos como la pasta. Sin embargo, si vas a comer alimentos ricos en almidón que tienen poca fibra y micronutrientes, deberás comerlos estratégicamente. Solo deberías consumirlos después de hacer ejercicio, ya que tu sensibilidad a la insulina será más alta en ese momento.

Tu cuerpo, por lo tanto, podrá utilizarlos de la mejor manera en ese momento, siendo menos propensos a convertirse en grasa y almacenarse en el cuerpo.

Grasas buenas y proteínas

En un día alto en carbohidratos, tu enfoque debe centrarse en los carbohidratos complejos y debes evitar los carbohidratos simples.

Los carbohidratos complejos te ayudan a mantenerte lleno por más tiempo y contienen más nutrientes y vitaminas. En un día sin carbohidratos, no puedes simplemente eliminar el almidón y el azúcar.

Necesitas reemplazar esas calorías faltantes que normalmente obtendrías de los carbohidratos con algo más, y las buenas grasas son una buena alternativa. Por supuesto, no todas las grasas son buenas grasas. El ciclado de carbohidratos es diferente de una dieta cetogénica.

En el estilo de vida cetogénico, se fomenta el consumo de todas las grasas, incluso de fuentes de grasas saturadas como el queso y el tocino. En un régimen de ciclado de carbohidratos, se deben evitar estas fuentes.

Puedes consumir libremente las buenas grasas centradas en los ácidos grasos omega-3, que se encuentran en fuentes saludables como aguacates, semillas de chía, pescado y aceitunas.

Los expertos suelen recomendar triglicéridos de cadena media, como el aceite MCT, en un régimen de ciclado de carbohidratos.

Estos estimulan tus funciones neurológicas incluso en días en los que no estás consumiendo carbohidratos. Además de las buenas grasas, también debes asegurarte de consumir suficiente proteína magra.

La proteína no contiene carbohidratos, por lo que se puede consumir libremente incluso en un día sin carbohidratos. Los huevos, el pollo, ternera y el pescado son buenas opciones. Te ayudarán a sentirte lleno mientras impulsan el crecimiento muscular.

CAPÍTULO 9

Ejemplos de programas de ciclado de carbohidratos

Ejemplos de programas de ciclado de carbohidratos

Como ya hemos señalado, hay muchos tipos de programas de ciclado de carbohidratos. Esto dificulta decidir cómo vas a empezar. Si estás listo para implementar tu propio plan de ciclado de carbohidratos, aquí tienes algunos programas de muestra que te ayudarán a decidir cuáles son los mejores para ti.

Dos de los programas más populares son:
- **Programa Alto/Bajo**
- **Programa Alto/Medio/Bajo**

Comencemos con el Programa Alto/Bajo.

Este método implica tener un día alto en carbohidratos y luego un día bajo en carbohidratos. Un día alto en carbohidratos implica consumir más de 150 gramos de carbohidratos, mientras que un día bajo en carbohidratos implica consumir menos de 80 gramos de carbohidratos.

Las medidas y requisitos exactos variarán para adaptarse a cada persona que sigue la dieta. Sin embargo, imaginemos que estamos planeando un programa para un hombre de 29 años. Imagina que pesa 190 libras* y mide 172 cm.

El número total de calorías que necesita para mantener su peso es 190 x 15, es decir, 2850. También realiza entrenamiento de pesas tres días a la semana.

Vamos a ver algunos programas para adaptarse a sus estadísticas y lograr diferentes objetivos.
*para pasar de kg a lb multiplicamos por 2,2.

En primer lugar, veamos un programa adecuado para él si quisiera perder grasa. Con este objetivo en mente, necesitaría tres días de alto consumo de carbohidratos, al nivel de calorías requerido para el mantenimiento.

Luego seguiría esto con cuatro días de consumo bajo de carbohidratos, todos 600 calorías por debajo de esta cifra de mantenimiento.

Elegiría sus tres días de entrenamiento con pesas como sus días de alto consumo de carbohidratos, y sus días sin entrenamiento serían sus días de bajo consumo de carbohidratos. Por lo tanto, su programa se vería algo así:

Día de entrenamiento:
- Ingesta de calorías: 2850
- Ingesta de proteínas: 190 gramos
- Ingesta de carbohidratos: 375 gramos
- Ingesta de grasas: 65 gramos

Día de descanso:
- Ingesta de calorías: 2250
- Ingesta de proteínas: 190 gramos
- Ingesta de carbohidratos: 100 gramos
- Ingesta de grasas: 120 gramos

Su déficit total de calorías cada semana sería de 600 x 4, es decir, 2400 calorías. Esto le ayudaría a perder un poco menos de 1 libra de grasa cada semana.

Aunque esto puede no sonar impresionante, es importante recordar que la pérdida rápida de grasa no es el único objetivo.

Cuanto más rápido se pierde grasa, mayor es la posibilidad de perder también músculo. Esto va en contra del objetivo del ciclado de carbohidratos.

¿Y si la misma persona quisiera probar el ciclado de carbohidratos para ganar músculo?

En este caso, su ingesta calórica necesita ajustarse ligeramente. Necesita un excedente de calorías en este caso. Esto le ayudará a recuperarse después del entrenamiento y promoverá un mayor crecimiento del tejido muscular.

Su objetivo es tener un excedente de 300 calorías en sus días de entrenamiento. En sus días bajos en carbohidratos, se mantendrá en su ingesta de mantenimiento recomendada. Por lo tanto, su programa se vería así:

Día de entrenamiento:
- Calorías: 3150
- Proteínas: 190 gramos
- Carbohidratos: 440 gramos
- Grasas: 70 gramos

Día de descanso:
- Calorías: 2850
- Proteínas: 190 gramos
- Carbohidratos: 300 gramos
- Grasas: 100 gramos

Es probable que notes que la ingesta de carbohidratos en un día bajo en carbohidratos es sorprendentemente alta. Anteriormente, dijimos que la ingesta de carbohidratos en un día bajo en carbohidratos debería ser inferior a 100 gramos.

Sin embargo, en este caso, el individuo tiene un alto gasto energético. Por lo tanto, evitar el exceso de grasa es importante. La grasa se puede almacenar fácilmente cuando hay un excedente calórico. Por lo tanto, evitar comer demasiada grasa es importante para prevenir el aumento de grasa.

Mientras tanto, los carbohidratos son esenciales para rellenar el glucógeno muscular y promover la recuperación, lo que ayuda en el rendimiento del entrenamiento.

Con este programa, el individuo está alternando los carbohidratos, aunque no de manera tan drástica como lo haría para perder peso. Algunas personas encuentran que mantener la ingesta de carbohidratos por debajo de 100 g en sus días bajos en carbohidratos les ayuda a mantenerse más delgadas.

Sin embargo, la ingesta calórica debe mantenerse al mismo nivel en general, incluso en los días libres. Esto asegurará que se mantenga un excedente calórico neto durante toda la semana.

¿Qué pasa con el método alto/medio/bajo?

Bueno, esto implica tener un día o dos alto en carbohidratos, seguido de un día o dos medio en carbohidratos. Finalmente, se sigue con un día o dos bajo en carbohidratos.

El ciclo luego se repite.

Un día alto en carbohidratos implica comer más de 150 gramos de carbohidratos. Un día medio en carbohidratos implica comer entre 100 y 120 gramos de carbohidratos. Un día bajo en carbohidratos implica comer menos de 50 gramos de carbohidratos.

Ahora, imaginemos a nuestra persona que sigue esta dieta.

Ella es una mujer de 31 años que mide 165 cm de altura, pesa 150 libras (68 kg) y hace ejercicio tres días a la semana con entrenamiento de pesas. Sus calorías totales para el mantenimiento son 150 x 15 (2250).

Si quiere perder grasa, este es un plan de ciclo de carbohidratos de muestra para ella. Debería tener días de alto consumo de carbohidratos. La ingesta calórica se establecerá en su nivel de mantenimiento de 2250 calorías.

En sus días de carbohidratos medianos, su ingesta calórica será 300 calorías por debajo de este nivel.

En sus días de bajo consumo de carbohidratos, su ingesta calórica será 600 calorías por debajo de su nivel de mantenimiento.

En lugar de alinear los días de alto consumo de carbohidratos con sus días de entrenamiento, la ingesta está escalonada. Sin embargo, el entrenamiento debe realizarse en días de carbohidratos medianos y altos, no en días bajos en carbohidratos.

Su programa se verá así:

Día de alto consumo de carbohidratos:

- Ingesta calórica: 2250 calorías
- Ingesta de proteínas: 150 gramos
- Ingesta de carbohidratos: 245 gramos
- Ingesta de grasas: 75 gramos

Día de carbohidratos medianos:

- Ingesta calórica: 1950 calorías
- Ingesta de proteínas: 150 gramos
- Ingesta de carbohidratos: 150 gramos
- Ingesta de grasas: 80 gramos

Día de bajo consumo de carbohidratos:
- Ingesta calórica: 1650 calorías
- Ingesta de proteínas: 150 gramos
- Ingesta de carbohidratos: 50 gramos
- Ingesta de grasas: 95 gramos

A lo largo de la semana, el plan podría verse así:

- Lunes: día de entrenamiento - alto en carbohidratos
- Martes: día de entrenamiento - moderado en carbohidratos
- Miércoles: día de descanso - bajo en carbohidratos
- Jueves: día de entrenamiento - alto en carbohidratos
- Viernes: día de descanso - moderado en carbohidratos
- Sábado: día de descanso - bajo en carbohidratos
- Domingo: día de descanso - bajo en carbohidratos

Si la misma persona quisiera ganar músculo mediante el ciclado de carbohidratos, el plan sería diferente. Será necesario un excedente calórico para que el tejido muscular pueda crecer y recuperarse.

Por lo tanto, se requerirá un excedente de 200 calorías en un día de entrenamiento. En los días de descanso, debería consumir la cantidad de calorías necesarias para el mantenimiento.

Su programa se vería así:

Día alto en carbohidratos - Ingesta de 2450 calorías
- Ingesta de proteínas: 150 gramos
- Ingesta de carbohidratos: 340 gramos
- Ingesta de grasas: 55 gramos

Día medio en carbohidratos - Ingesta de 2450 calorías
- Ingesta de proteínas: 150 gramos
- Ingesta de carbohidratos: 240 gramos
- Ingesta de grasas: 100 gramos

Día bajo en carbohidratos - Ingesta de 2250 calorías
- Ingesta de proteínas: 150 gramos
- Ingesta de carbohidratos: 150 gramos
- Ingesta de grasas: 115 gramos

Es posible que hayas notado que el requisito del día medio en carbohidratos es más alto de lo sugerido anteriormente. Las mismas razones se aplican en este caso que en el ejemplo anterior.

Consumir demasiada grasa dietética en tales circunstancias puede llevar al almacenamiento de grasa. Por lo tanto, evitar comer demasiada grasa ayuda a prevenir el aumento de grasa.

Los carbohidratos son vitales para la recuperación y para rellenar el glucógeno muscular, lo que ayuda a mejorar el rendimiento del entrenamiento. La persona en cuestión todavía está haciendo ciclismo de carbohidratos.

Sin embargo, su plan no es tan drástico como sería si quisiera perder grasa.

Si utilizas este método para ganar masa muscular, puedes ajustar los números de carbohidratos y grasas según tus necesidades.

Algunas personas encuentran que si mantienen sus carbohidratos por debajo de 100 g en los días de descanso, mantienen un aspecto más delgado. Esto puede funcionar para ti, pero aún así necesitarás que tu ingesta calórica se mantenga en el nivel de mantenimiento incluso en los días de descanso.

Esto garantizará que tengas un excedente calórico general durante toda la semana. El nutriente clave para mantener y ganar músculo es la proteína.

Sin embargo, no tiene que ser excepcionalmente alta, ya sea que quieras ganar músculo o reducir grasa. 1 g de proteína por cada libra de tu peso corporal es lo ideal.

Los totales de grasa y carbohidratos también son importantes, pero se pueden adaptar a tu gasto energético y preferencias.

¿Y si quieres mantener tu peso corporal?

Aún puedes lograr este objetivo con el ciclado e carbohidratos. Simplemente necesitas elegir uno de los métodos anteriores y ajustar las ingestas en días de descanso y días de entrenamiento para que se equilibren a lo largo de la semana.

Una forma de hacerlo es consumir 200 calorías más que tu nivel de mantenimiento recomendado en un día de entrenamiento.

En un día de descanso, deberías tener 200 calorías menos que esta cifra.

Entonces, si tu ingesta de mantenimiento es de 2500 calorías, tendrías 2700 en los días de entrenamiento y 2300 en un día de descanso.

CAPÍTULO 10

¿Cómo empiezo con el ciclado de carbohidratos?

¿Cómo empiezo con el ciclado de carbohidratos?

Aunque la idea del ciclado de carbohidratos es atractiva, puede resultar difícil saber por dónde empezar. Esta forma de comer puede ser bastante compleja. Por lo tanto, necesitas saber tanto como sea posible sobre los carbohidratos y cómo funcionan en el cuerpo.

También necesitas entender cómo elegir el plan de ciclado de carbohidratos adecuado para ti.

La información que proporcionamos en los capítulos anteriores te ayudará a determinar el programa adecuado para ti. Sin embargo, podrías beneficiarte de algunos consejos de expertos para comenzar de la manera correcta. Aquí tienes algunos buenos consejos para orientarte en la dirección correcta.

Primero, veremos cómo evitar las principales trampas del ciclado de carbohidratos.

Aquí tienes algunas de las más comunes:

- Centrarse únicamente en los carbohidratos y pasar por alto otros macronutrientes. Algunas personas se confunden con el nombre "ciclado de carbohidratos". Es un nombre equivocado. El ciclado de carbohidratos no se trata solo de carbohidratos.

Se trata de equilibrar tu ingesta calórica a lo largo de la semana. Si las ingestas de carbohidratos disminuyen en un día de descanso, se debe comer más proteínas y grasas para compensar.

Solo haciendo esto se puede mantener la pérdida de grasa a largo plazo.

Necesitas saber primero la cantidad de calorías que debes consumir para mantener tu peso. Esto te permite planificar cuánto necesitas ajustar tu ingesta para adaptarla a cada día de descanso o entrenamiento.

En un día de descanso, reduce entre un 10% y un 20% tu ingesta calórica de carbohidratos, pero no aumentes tu ingesta de proteínas o grasas.

Hay cuatro calorías en cada gramo de carbohidratos. Por lo tanto, si consumes dos mil calorías al día, reduce tu ingesta de carbohidratos en 50 gramos en los días de descanso.

- Tu ingesta calórica varía demasiado. La regla del 10% al 20% se aplica específicamente a los carbohidratos. Sin embargo, nunca deberías tener más del 33% de diferencia en la cantidad total de calorías consumidas durante la semana. Demasiada variación afecta la recuperación y también dificulta cumplir con el régimen de ciclismo de carbohidratos. Puedes solucionarlo comiendo como mínimo el 68% de tu ingesta energética habitual en los días bajos en carbohidratos.

- Estás utilizando tus días altos en carbohidratos como un día libre para comer cualquier cosa. Los días de alto rendimiento no son una excusa para comer lo que quieras. Si haces esto con regularidad, se establecen hábitos alimentarios poco saludables. Puedes solucionarlo centrándote principalmente en alimentos densos en nutrientes.

- Come más alimentos integrales como avena y patatas en tus días altos en carbohidratos. Come más nueces y huevos en tus días bajos en carbohidratos.

- Te sentirás lleno pero no arruinarás tu régimen general. Ahora que sabes qué evitar, aquí tienes algunos consejos para cualquier programa de ciclismo de carbohidratos.

- Basa tu enfoque dietético elegido en tu nivel de actividad y necesidades calóricas básicas.

- Elige tus días de refeed con anticipación.

- Siempre adhiérete a tu régimen hasta tu día de refeed.

- Mantén todas tus decisiones basadas en los resultados. Diferentes estrategias de refeed funcionan mejor para diferentes tipos de cuerpo. Deberías realizar pruebas de composición corporal para asegurarte de estar en el mejor camino para ti.

- Ejercítate en tus días de refeed. Esto asegurará los mejores resultados en la composición corporal.

- Mide tus carbohidratos y grasas. Esto te ayudará a hacer un seguimiento de cuántas calorías consumes. En un día normal, mide también tus carbohidratos. Muchas veces subestimamos cuánta proteína estamos comiendo y sobrestimamos la cantidad de grasa y carbohidratos.

- No reduzcas los carbohidratos sin comer más grasa. Tu cuerpo necesita ya sea grasas o carbohidratos para obtener energía. Esto significa que necesitarás cargar combustible para el día de una forma u otra.

- Evita saltarte comidas. Puede que tengas la tentación de evitar comer para perder más peso en días normales o bajos en carbohidratos. Esto es una mala idea y podría resultar en la descomposición de más músculo.

- En los días bajos en carbohidratos, come más verduras de hojas verdes. Son prácticamente libres de calorías pero añaden más volumen a tu plato. Un plato con aspecto completo puede ser más satisfactorio.

- Consume grasas de alimentos integrales en los días bajos en carbohidratos. Pescado de agua fría, nueces, mantequilla de pasto, huevos, aguacate y aceite de coco son todas buenas opciones.

- Mide tus carbohidratos y grasas. Esto te ayudará a hacer un seguimiento de cuántas calorías consumes. En un día normal, mide también tus carbohidratos. Muchas veces subestimamos cuánta proteína estamos comiendo y sobrestimamos la cantidad de grasa y carbohidratos.

- No reduzcas los carbohidratos sin comer más grasa. Tu cuerpo necesita ya sea grasas o carbohidratos para obtener energía. Esto significa que necesitarás cargar combustible para el día de una forma u otra.

- Evita saltarte comidas. Puede que tengas la tentación de evitar comer para perder más peso en días normales o bajos en carbohidratos. Esto es una mala idea y podría resultar en la descomposición de más músculo.

- Evita improvisar. Decidir probar el ciclado de carbohidratos es muy diferente a la realidad de hacerlo. Necesitarás estar dedicado/a y llevar registros detallados de tu ingesta en cada comida. Deberás hacer esto todos los días durante semanas. No hay manera de mirar un ingrediente y conocer sus calorías y contenido de macronutrientes. Por lo tanto, deberás medir y registrar en consecuencia. Aplicaciones como MyPlate y My Fitness Pal son útiles para esto.

- Siempre elige alimentos que apoyen tu bienestar general, incluso en días altos en carbohidratos. Grandes montones de pasta y pan blanco, galones de bebidas azucaradas y toneladas de pastel no ayudarán a tu salud. Opta por carbohidratos complejos ricos en fibra en su lugar. La quinoa, el pan integral y la avena son satisfactorios y buenos para tu salud.

- Permítete indulgencias ocasionalmente. Solo porque debas comer de manera saludable la mayor parte del tiempo no significa que nunca puedas darte un gusto. Si te prohíbes comer postres o chocolates, terminarás anhelándolos.

- Como resultado, terminarás haciendo trampa más seguido y arruinando tu dieta. También podría llevar a una relación perjudicial con la alimentación y la comida con el tiempo. Si eliges carbohidratos complejos en la mayoría de los días altos en carbohidratos, puedes disfrutar de una galleta o una barra de chocolate de vez en cuando.

- Habla con un experto. La nutrición puede ser un tema complejo, matizado para cada persona. Trabajar estrechamente con un profesional podría ser una buena idea. Un nutricionista podrá elaborar un plan de dieta personalizado basado en tus necesidades. Se adaptará a tus especificaciones, tus objetivos y tu nivel de actividad. Esto asegurará que obtengas todos los nutrientes correctos pero aún así logres los resultados deseados.

PARA TERMINAR

Como puedes ver, hay muchos beneficios asociados con el ciclado de carbohidratos. Sin embargo, no es un régimen dietético para todos. Necesitas estar dedicado y comprometido con tus objetivos para llevarlo a cabo.

El ciclado de carbohidratos es ideal para cualquiera que sepa lo que quiere lograr con su dieta. Sin embargo, hay algunas cosas que debes hacer antes de comenzar. Necesitarás conocer tu ingesta calórica de mantenimiento, que se basará en tu nivel de actividad, género, edad y altura.

Cuando tengas esta cifra, debes combinarla con tu resultado deseado. Luego, es relativamente simple diseñar el plan adecuado para ti.

Ya sea que desees perder peso, ganar músculo o ambas cosas, el ciclo de carbohidratos podría ser ideal para ti. Si recientemente perdiste peso y deseas mantenerlo, también es útil para ti.

Solo necesitas seleccionar el plan de ciclo de carbohidratos adecuado para adaptarse a tu rutina.

Alinea tus días altos y bajos en carbohidratos con tu nivel de actividad y objetivos físicos. Luego, puedes utilizar la información proporcionada en esta guía para elegir alimentos adecuados para ti.

Recuerda que debes elegir la ingesta dietética correcta todos los días cuando estés en ciclo de carbohidratos. No puedes simplemente darte el gusto de comer alimentos azucarados y con almidón cuando te apetezca.

Aunque puedes permitirte un capricho ocasional, principalmente debes centrarte en los carbohidratos complejos.

Asegurarte de mantener constante tu ingesta de proteínas y grasas todos los días de la semana también es importante.
Con el enfoque adecuado, podrías descubrir que el ciclo de carbohidratos es la solución para la pérdida de peso que has estado buscando.